Dr SÉNAC-LAGRANGE

Ancien interne des Hôpitaux de Paris
Ancien président de la Société d'Hydrologie
Médaille d'Or de l'Académie de Médecine (1895, 1899)
Médecin consultant aux Eaux de Cauterets

De la nature
du Diabète

préjugée et accusée par son
substratum physiologique

Communication faite à la Société d'Hydrologie Médicale de Paris

(Séance du 6 Mars 1911)

ISSOUDUN

IMPRIMERIE H. GAIGNAULT
15, Rue Victor-Hugo, 15

1911

Dr SÉNAC-LAGRANGE

De la nature du Diabète

préjugée et accusée par son substratum physiologique

Communication faite à la Société d'Hydrologie Médicale de Paris

(Séance du 6 Mars 1911)

ISSOUDUN

IMPRIMERIE H. GAIGNAULT

15, Rue Victor-Hugo, 15

1911

De la nature du Diabète

préjugée et accusée

par son

substratum physiologique

Par le D' SÉNAC-LAGRANGE

La considération de l'étiologie du diabète pourrait, à la rigueur, suffire à l'interprétation de sa nature, à la condition que ses données en fussent méthodiquement coordonnées. L'hérédité physiologique étant alors aussi exactement acceptée que l'hérédité pathologique, on se rendrait compte qu'il y a aussi bien héritage de qualités et défauts de tempérament ou d'état constitutionnel qu'il y a héritage de diabète par des diabétiques directs ou consanguins. Et il apparaîtrait, dans ces conditions, aux esprits les plus prévenus et ce qui est d'observation, qu'il est des diabétiques dans les familles, frères et sœurs, devenus tels d'emblée, c'est-à-dire d'eux-mêmes, par héritage de lymphatisme simple ou mixte, c'est-à-dire de qualités fonctionnelles en moins, c'est-à-dire d'asthénie portant principalement sur la fonction de nutrition. Qu'il y ait, en même temps, association d'arthritisme et de phénomènes de cet ordre, cela est sans conteste — et nous verrons plus loin le rôle curateur que joue cet arthritisme. Pour le moment, nous dirons que le lymphatisme dominant fait la disposition au diabète, plus ou moins aidé par une nourriture abondante et carnée, un exercice physique insuffisant, à plus forte raison par l'abus des substances sucrées et amylacées.

L'état actuel de la science officielle classique est le suivant : mise en cause de l'influence arthritique et de l'influence arthritique héréditaire. — Des manifestations rhumatismales, migraine, eczéma, gravelle, lithiase biliaire, asthme, etc., peuvent coexister avec le diabète, lui être antérieures, lui succéder ! D'autre part, un goutteux pourra procréer un goutteux, un asthmatique, un graveleux ou un diabétique. La plupart des travaux parus dans nos *Annales d'Hydrologie* font la part aussi grande qu'unique aux rapports de la goutte et du diabète, à leur identité de nature subordonnée à la même unité morbide, la diathèse urique (1). — Encore est-il à se demander si ces rapports sont réels ou apparents, c'est-à-dire de coexistence ? Il n'en reste pas moins que l'arthritisme comme tempérament et comme manifestations, entre dans l'évolution du diabète.

Mais le lymphatisme ! Il n'a guère été entrevu qu'au point de vue de l'obésité, encore celle-ci n'est-elle considérée que comme un dérivé du rhumatisme et englobé dans ses manifestations. Il faut arriver à l'examen et à la considération de la symptomatologie pour retrouver dans sa variété et son opposition la part inhérente à un lymphatisme qui échappe en étiologie.

L'observation du diabète nerveux (2) juge la part de l'élément nerveux comme étiologie disposante, non comme cause prochaine, circonstance pathologique de premier ordre, le diabète restant une maladie de la nutrition !

Vous savez que le début du diabète échappe en général à l'observation et que le plus souvent, c'est le dentiste, l'oculiste, le dermatologiste, qui, à propos de dents déchaussées et d'accidents consécutifs de la bouche, au sujet d'un cristallin qui se trouble, à propos d'un eczéma génital, etc., émet-

---

(1) Ann. d'Hydr. T. XXI, XXIX.

(2) Expérimentalement. la piqûre du plancher du 4· ventricule de l'une ou de l'autre et des deux olives, de la partie postérieure du pont de Varole, la section d'un des pédoncules cérébraux provoquent la glycosurie.

tent le doute que la glycosurie pourrait bien jouer un rôle dans ces accidents et l'examen de l'urine change ce doute en certitude.

Mais ce que nous tenons à répéter, c'est que le diabète ayant sa plus grande fréquence dans l'âge adulte, le patient, avant d'être diabétique, a déjà évolué d'une façon physiologique et morbide, selon son état constitutionnel simple ou double. Le diabète ne peut que recevoir l'empreinte de cet état constitutionnel, *s'il n'en dérive pas lui aussi.* Dès lors, s'il arrive par lui-même à soulever tel on tel symptôme et à l'influencer comme diabète, ce soulèvement ressortira toujours de l'état constitutionnel qui lui imprime sa nature.

Pour être des phénomènes de début ou révélateurs, la neurasthénie, d'une part, avec sa fatigue physique, sa prostation morale et l'affaiblissement général qui s'ensuit, et d'autre part, les névralgies faciale, sciatique, etc., n'en sont pas moins des phénomènes d'opposition qui se continuent dans la période d'état.

Se montre alors plus particulièrement la céphalée neurasthénique. — Par ailleurs, à la périphérie, des anesthésies partielles avec des paresthésies, des hyperesthésies ; des thermo-anesthésies avec des thermo-dysesthésies (1)... — Des troubles moteurs accompagnant les troubles sensitifs, des crampes nocturnes s'unissent à des sensations de picotements, de fourmillements, d'où des insomnies rebelles.

Les centres peuvent se prendre dans le même sens fonctionnel : — des monoplégies isolées d'un membre, de la face, d'un petit groupe de muscles, d'un muscle, de la langue, du larynx ; — des associations singulières de paralysies : hémiplégie et prolapsus de la paupière du côté opposé ; monoplégie d'un bras et de la face du même côté ; hémiplégie gauche avec paralysie du moteur oculaire commun ; syncopes et vertiges ; attaques comateuses, apoplectiformes, toutes paralysies incomplètes, peu durables, qui apparaissent, se superposent, se succèdent, degré en plus ou en moins de

---

(1) Retard dans la perception thermique.

parésie. — Les réflexes sont conservés, exagérés, perdus, retrouvés.

Mais ces phénomènes disséminés se fixent davantage comme siège. Se montrent des symptômes tabétiformes plus accentués en sensibilité (douleurs fulgurantes, anesthésie plantaire, plaques d'anesthésie et d'hyperesthésie, de thermanesthésie) qu'en ataxie et réciproquement des phénomènes de pseudo-paralysie générale qui témoignent d'un soulèvement physiologico-morbide de l'axe cérébro-spinal parallèle au diabète ou de la part que peut lui apporter l'établissement du diabète, quand le traitement antidiabétique modifie en bien les signes cérébraux et tabétiformes.

Et comme corollaire, l'état fonctionnel, persistant dans son hybridité, comment l'asthénie cérébro-spinale mixte ne s'achèverait-elle pas en hallucinations, vertiges, délire même, en douleurs de la nuque, en roideurs du cou, comme en aphasie par amnésie verbale !

Les troubles trophiques que l'on rencontre dans les manifestations névritiques du tabès, plus ou moins irradiantes, nous les retrouvons à la suite des névralgies périphériques réveillées : atrophies musculaire, cutanée, mal perforant, sueurs locales, chute des poils, des ongles, zona, etc.

On dirait d'une évolution de tabès, de paralysie générale ! Serait-ce qu'à l'instar de la spécificité, le diabète comme glycosurie ou comme agent de dépression, soulèverait les névropathies dans leur entier ou laisserait le champ libre aux évolutions constitutionnelles ? Toujours est-il que ces troubles nerveux ont particulièrement frappé l'attention du monde scientifique, pour inspirer nombre de recherches et de travaux dans ce sens (1).

Certains organes semblent résumer les parésies et paralysies, tel l'organe oculaire. La parésie musculaire s'y traduit en troubles de l'accommodation (diminution de son amplitude), paralysie du droit externe, du grand oblique et autres

---

(1) Pathogénie et accidents nerveux du diabète. Thèse agrégation, 1883. Dreyfous. — Les accidents nerveux du diabète, 1898. J. Vergely. — Les complications du diabète, 1906. R. Lépine.

paralysies parcellaires, paralysie de la pupille ; puis affaiblissement fonctionnel de la rétine, aboutissant à la diplopie, à l'amblyopie, finalement à l'atrophie papillaire rétinienne.

Par avance, a débuté la cataracte molle (altération graisseuse des cellules et fibres du cristallin), la cataracte dure.

Pour juger de l'ensemble de ces troubles, de leur dépendance vis-à-vis les évolutions constitutionnelles, vis-à-vis le diabète, occasion de leur manifestation, il nous reste à observer que lesdits accidents nerveux ne sont nullement proportionnés au diabète.

Si le cœur s'affecte, ce sera dans deux sens opposés : en dilatation chez les faibles, en hypertrophie chez les vigoureux et les mixtes, dont les obèses, aboutiront à la dégénérescence graisseuse que l'asystolie accompagnera. L'endocardite, l'artério-sclérose se mêleront aux hypertrophies avec ou sans dilatation ; dans ces conditions, les accès d'angine de poitrine s'achèveront en athérome, en artérite oblitérante, entraînant hémorragie cérébrale, gangrène locale.

La polyphagie donnera lieu à des accidents de dyspepsie. — Mais la dyspepsie est d'avant le diabète, antérieure à la polyphagie, comme les douleurs gastralgiques sont d'avant les repas. Celles-ci apparaissent en crises, les débâcles de même et le tout peut se constituer arbitrairement en hypo-acidité, hyperacidité, état chimique normal. — Les conditions multiples sont conditions de dyspepsie arthritique ou constitutionnelle.

Mais la dilatation de l'estomac s'observe souvent : ici, la surcharge alimentaire, 15 à 20 livres, est acceptée par l'organe sans éveiller de malaise.

De même pour les manifestations cutanées. — Si l'espèce anatomique peut s'individualiser en érythème, eczéma lichénoïde, zona, herpès, ecthyma, etc., individuellement, n'est-elle pas soumise à l'espèce physiologique en tant que prurigineuse ou aprurigineuse, le prurit pouvant, au surplus, s'isoler en prurit uniquement fonctionnel.

Nous interrogerions tous les organes et ils répondraient dans leur fonctionnement double de *sthénie* ou d'*asthénie* simple ou plus ou moins unies. Comment cette opposition

n'existerait-elle pas également au point de vue de la nutrition qui est une fonction ! Que devient la molécule azotée ?
Il est facile de constater que, s'il est des diabétiques à quantité normale d'urée, il est aussi des diabétiques azoturiques (1) comme des diabétiques hypoazoturiques, à coefficient d'urée inférieur et cela, en dehors de toute influence alimentaire, de toute polyphagie. De même, le même diabétique peut passer de l'anazoturie à l'azoturie, accusant ainsi l'asthénie fonctionnelle un peu plus ici que là.

L'excès d'acide urique exprime le rapport de la goutte avec le diabète. Ce qui n'est pas à dire qu'on n'ait pas à observer une moyenne normale d'acide urique.

Il y a plus de relation entre les déchets des sulfates urinaires et l'urée, car ils mesurent tous deux la destruction des substances albuminoïdes.

Plus de relation aussi entre la phosphaturie, l'azoturie et le diabète. — Cependant, on peut observer de l'anazoturie ou de l'hypoazoturie avec un chiffre normal de phosphates, comme de l'hypophosphaturie avec un chiffre normal d'urée.

Quoi qu'il en soit, on observe tantôt un chiffre normal de phosphates (3 gr.), tantôt un chiffre supérieur (4 à 11 gr. en 24 heures), tantôt un chiffre inférieur (2).

L'*albuminurie*, cadrant avec une proportion d'urée normale, supérieure ou inférieure à la normale, n'est pas en rapport avec l'azoturie. Bien que ne représentant pas précisément un diabète grave (3), elle témoigne d'une altération secondaire de la nutrition, puisqu'elle coexiste surtout avec la phtisie diabétique.

---

(1) 70 à 80 gr. d'urée (Jaccoud). Et comme matières extractives de même ordre, 60 à 99 gr. (Hirtz).

(2) Si l'amaigrissement s'observe dans le 1/3 des cas, 36 %, la consomption ne survient que dans la proportion de 20 %.

(3) On l'observe dans près de la moitié des cas de diabète. Or, le diabète guérit dans cette proportion.
Sur 100 cas de diabète légers, on en observe 60 avec albumine. — Sur 100 cas de diabète graves, 25 avec albumine. D'autre part, cette albuminurie n'est pas en rapport avec l'azoturie. — Sur 100 cas de diabète avec albumine, on constate 50 cas avec un chiffre d'urée normal, 22 fois avec un chiffre supérieur, 28 fois avec chiffre inférieur (Bouchard). — La proportion de l'obésité dans le diabète avec albuminurie serait de 64 %.

A faible dose (2 gr. par litre), elle est considérée comme le résultat de l'expulsion de la matière albuminoïde sans transformation chimique. C'est une matière protéique particulière, dérivant d'une désassimilation viciée des éléments anatomiques (1). L'urine, dans ces conditions, ne contient pas de cylindres. — Dépassant 2 gr., elle représente un processus néphrétique parenchymateux ou interstitiel.

Au point de vue de la polyurie et de la polydipsie, les auteurs se sont surtout préoccupés de leurs conditions physiques et chimiques. — *Il y a retard dans l'excrétion urinaire !* C'est que le sucre s'accumulant dans les tissus soutire l'eau du sang dilué par les boissons. — La *polyurie manque souvent*, n'étant pas un symptôme essentiel de la maladie ! C'est qu'il y a rétention d'eau par le sucre. — La polyurie survient ! C'est que plus il y a de sucre dans le sang, plus il y a appel d'eau et accumulation, plus la tension intra-vasculaire s'élève, ce qui force la fonction rénale (2).

Mais voici qu'apparaissent des conditions *physiologiques* ou *vitales*, jamais absentes au surplus ! — Il est des cas où la polyurie persiste, alors que le sucre a complètement disparu ! — Chez d'autres diabétiques, la polyurie existe à peine et se réduit à un litre ou deux... Et, chaque gramme de sucre fixant 7 gr. d'eau dans le sang (3), un litre d'urine a pu éliminer jusqu'à 140 gr. de sucre, au lieu et place de trois ou quatre litres ordinaires pour cette quantité. Cette pénétration d'eau dite de *diffusion* peut se faire aux dépens de l'eau des tissus et cette déshydratation produit la polydipsie, mais pour réhydrater les tissus, il faudra une quantité d'eau bien supérieure à l'équivalent de diffusion, d'où polydipsie encore accrue. — Nonobstant, la polydipsie peut aller et plus et

---

(1) Son coagulum précipité par les réactifs, sous l'influence de la chaleur, se rétracte encore du reste de son contenu liquide, de façon à laisser l'urine transparente au lieu d'opalescente.

(2) Pour 50 gr. de sucre et au-dessus par jour, on compte 2 à 3 litres. — De 50 gr. à 150 gr., 3 à 4 litres. — De 150 gr. à 1000 et 1500 gr., 4 à 25 litres. — Il y a donc un certain rapport entre la quantité de sucre éliminé et la quantité des urines sans qu'il y ait proportion.

(3) Normalement, 1000 gr. de sang contiennent 1 gr. de sucre. Le summun constaté est de 5,3/°°°.

moins loin que les 980 gr. d'eau fixés pour 140 gr. de sucre, preuve que cette polydipsie est toujours réglée par des conditions physiologiques ou vitales personnelles.

La polyphagie n'est, en général, considérée qu'au point de vue de la conservation de l'embonpoint, disons mieux, du poids dans le diabète azoturique. L'élément vital qu'elle représente est la conservation du sentiment de la faim, la sthénie de la fonction, en un mot (1).

La complication la plus intéressante du diabète, puisqu'elle représente 42 °/₂ des cas, est la phtisie. — Ce serait une phtisie particulière, la phtisie ulcéreuse, c'est-à-dire à marche rapidement ulcéreuse. La forme caséeuse lui serait acquise. La broncho-pneumonie catarrhale, la pneumonie lobaire fibrineuse, présentent la même tendance ulcéreuse — mais beaucoup d'auteurs répudient pour le diabète la forme miliaire avec son caractère de généralisation.

Pour d'autres, toutes les formes de la tuberculose peuvent être la complication du diabète : granulée, pneumonie tuberculeuse, tuberculose chronique ; et les diabétiques âgés comme les diabétiques jeunes y sont sujets...

De cette opposition, il n'est à retenir, croyons-nous, que l'interprétation de la phtisie, maladie d'*asthénie* ou de *faiblesse* et la plus fréquente des complications du diabète, dès lors laissant quelque chose, sinon beaucoup de sa nature à la maladie qu'elle complique.

Quant aux quantités absolues d'oxygène consommé et d'acide carbonique produit, ils oscillent autour de la normale dans les mêmes conditions de plus et de moins. Au surplus, comme la compensation nécessaire apportée soit par la polyphagie, soit par l'autophagie à la mise en liberté de calories que le sucre ne fournit plus, change suivant que la graisse ou l'albumine font le complément de l'alimenta-

---

(1) **La** considération de cet élément peut servir à une division des diabétiques en trois catégories.
1° Ceux qui n'ont pas de consomption et pas d'azoturie ;
2° Ceux qui ont de la consomption et de l'azoturie ;
3ᵉ Ceux qui ont de l'azoturie et pas de consomption.
Mal. par ralent. de la nutrition, p. 212, 2ᵉ éd. Bouchard.

tion (1), cette question de la combustion de l'oxygène et acide carbonique reste soumise à ces deux facteurs gouvernés eux-mêmes par le physiologisme individuel.

Faudra-t-il rechercher la raison d'un trouble chimique comme l'acétonurie, la diacéturie ? Pensons au coma — malgré et non pas à cause du régime carné — ressortissant de l'asthénie nerveuse et permettant la décomposition de l'acide b-oxybutérique (2) $C^4H^8O^3$. Si cet acide ne se dédouble pas, l'acétone (C^3H^6O) et l'acide diacétique ($C^2H^4O^2$) dérivé de l'acide bi-iodacétique ($C^2H^2I^2O^2$) feront défaut (3).

L'ensemble des troubles fonctionnels dans l'évolution du diabète relève donc plus de l'asthénie ou du lymphatisme que du stimulus ou arthritisme. Poursuivons :

Qu'est la fonction glyco-génique et comment comprendre son trouble ?

Le sucre sert à la formation, à l'entretien, à la réparation des éléments anatomiques ; il est un générateur de chaleur et de force. Il est en réserve, il est en circulation. En réserve dans le foie, à l'état de glycogène (4) ; dans le muscle, à l'état de glycogène, d'inosite ; ailleurs, à l'état de lévulose, lactose.

En circulation, c'est-à-dire dans le sang, il est dans la proportion de 1 °/₀₀. A ce taux, il constitue la glycémie normale ou physiologique, qui représente elle-même l'équilibre entre l'apport et la dépense des matériaux sucrés.

Plus haut, à 3, 4, 5 °/₀₀, c'est l'état pathologique ou de diabète, d'hyperglycémie, partant d'équilibre rompu.

---

(1) La graisse complétant l'alimentation, la glycosurie diminue, l'O consommé augmente (1 gr. de graisse donnant 9,8 calories), CO^2 éliminé est un peu plus faible, l'azote urinaire n'est pas changé, le quotient respiratoire CO^2/O^2 est un peu plus faible. — L'albumine complétant l'alimentation, la glycosurie augmente, O et CO^2 diminuent (1 gr. d'albumine donnant 4,80 calories), le quotient respiratoire s'abaisse, le chiffre de l'azote urinaire s'élève — La température s'abaisse par diminution de CO^2 exhalé.

(2) Acide acétonique $C^4H^3O^3$ dérivé de l'acide isobutyrique $C^8H^{14}O^3$, acide oxybutirique identique $C^4H^8O^1$, acide a oxybutirique $C^4H^7O^3$, (CH^3, CH^2, CHOH, CO^2H) ; acide b-oxybutirique CH^3, CHOH, CH^2, CO^2H.

(3) Complications du diabète. Lépine, p. 47, 1906.

(4) Le glycogène existe dans le foie, les muscles, les globules blancs, le placenta, l'amnios, dans tous les organes de l'embryon.

Les origines de ce sucre ! Il y a d'abord le sucre de l'alimentation, produit des matières féculentes et sucrées (1).

Sous l'influence de la salive, du suc pancréatique et intestinal, elles sont transformées en glycose, absorbées et transportées par la veine-porte dans le foie. Là, nouvelle transformation et fixation de ce sucre sous forme de glycogène ou d'amidon animal (zoamiline), lequel repasse à l'état de glycose, qui se déverse dans les veines sus-hépatiques.

Une autre source, celle-ci indirecte, secondaire, nécessitée seulement par les besoins de l'organisme dont elle constitue les réserves, est empruntée aux éléments albuminoïdes, aux graisses, à la gélatine, aux déchets des cellules vivantes, à nos tissus eux-mêmes (2).

Le sucre fixé dans le muscle à l'état de glycogène n'en sortira pas sucre ; il y subira les transformations de combustion pour calories, c'est-à-dire pour énergie ou travail mécanique (transformation ou acides lactique, carbonique).

Dans les autres tissus, dont les glandes, il se brûle suivant les besoins de calorification et suivant les besoins de sécrétion... S'il ne livre qu'une partie de son énergie, il perd de l'eau, de l'acide carbonique et se dépose pour le reste à l'état de graisse où l'organisme pourra retrouver des éléments de calorification ! Où bien le sang s'enrichira en sucre (hyperglycémie), soit que la graisse ne puisse se former proportionnellement au sucre, soit que la combustion du sucre étant entravée pour des raisons individuelles normales ou

---

(1) Il y a de la glycose dans les aliments, il y a surtout de l'amidon, de la dextrine, du sucre de canne, du sucre de lait, du sucre de fruits, tous corps transformables en glycose, en totalité ou en partie. Aussi peut-il passer dans le sang, avec la glycose, de la dextrine, de la lévulose, de la lactose, de l'inuline. Le sucre de canne se dédouble en glycose et lévulose ; le sucre de lait se transforme en galactose, analogue à la glycose — De la dextrine, de la lévulose, de la galactose, peuvent s'éliminer par l'urine.

(2) Dans les albuminoïdes, c'est la gélatine surtout qui augmente le glycogène. $4C^{92}H^{122}Az^{18}So^{22} + 68H^2O = 36COAz^2H^4$ urée $+ 3\underset{\text{GRAISSE}}{C^{55}H^{104}O^6} + 12\underset{\text{GLYCOGÈNE}}{C^6H^{10}O^5} + 4So^4H^2 + 13CO^2$; $- 2\underset{\text{GRAISSE}}{C^{57}H^{110}O^5} + 67O^2 = 16\underset{\text{GLYCOGÈNE}}{C^6H^{10}O^5} + 18CO^2 + 20H^2O$.

acquises qui constituent le diabète, le calorique sera fourni par l'oxydation de la graisse et de l'albumine (1).

La masse du sang étant le treizième du poids du corps, le sang total d'un homme du poids de 65 kil. perdrait 1 gr. de sucre (0.20 c. par kil. de sang) en passant de l'état de sang artériel à l'état de sang veineux, c'est-à-dire pendant une révolution circulatoire. La durée moyenne d'une révolution totale étant de 46", il y aurait 1850 révolutions par 24 heures et perte de 1850 grammes de sucre par jour. Or, 1 gr. de sucre, pour se tranformer en eau et acide carbonique, exige 1 gr. 066 d'oxygène et 1850 demanderaient 1973 gr. d'oxygène (2). Mais l'homme sain consomme en moyenne 720 gr. d'oxygène qui ne pourraient brûler que 798 gr. de sucre. Plus d'un kil. restant disparaîtrait dans les tissus par *assimilation*. Puis, la *désassimilation* en livre au sang la même quantité transformée et redevenue assimilable.

En somme, la quantité de sucre *brûlé* et de sucre *assimilé* égale la quantité de sucre *formé*.

Mais production et consommation ne sont fixes ni l'un ni l'autre. Les tissus sont capables d'utiliser plus de sucre qu'ils n'en reçoivent et transforment. Aussi, normalement, l'augmentation de la production n'amène pas un excès de sucre dans le sang ; les tissus en consomment davantage, voilà tout.

Si la production devient excessive, égalant la capacité des tissus pour la transformation du sucre, il n'y a de ce fait ni hyperglycémie ni glycosurie. Si la capacité de transformation s'abaisse ou égale simplement une production moindre, alors l'introduction de quantités mêmes minimes de sucre arrivera à produire hyperglycémie et glycosurie.

Dans ces conditions, la glycogénie hépatique expliquant la glycémie normale, l'hyperglycémie et la glycosurie dépendront d'une *diminution* de *l'activité assimilatrice des tissus*.

---

(1) 1 gr. de sucre = 4,22 calories ; — 1 **gr.** d'albumine = 4,80 calories ; — 1 gr. de graisse = 9,8 calories.

(2) Ces 2 kil. ont été fournis par le foie dans la plus grande partie et pour une part moindre par le sucre ingéré et les autres générateurs alimentaires.

Toujours est-il que cette glycosurie apparaît quand le sang renferme de 2 à 6 gr. de sucre par kilog.

Les conditions qui pourront la produire ou l'exagérer, seront :

1° Tout ce qui entravera la formation du sucre dans le foie ;

2° Tout ce qui empêchera le sucre naturel ou artificiel alimentaire de se transformer en glycogène du foie ;

3° Tout ce qui augmentera le défaut de fixation et de destruction du sucre dans les tissus.

Une obstruction de la veine-porte par oblitération, par cirrhose, fera entrer dans le sang, par les rameaux anastomotiques, une quantité non uniformisée par le foie, de sucre alimentaire, de dextrine, etc., et produira de l'hyperglycémie.

Auront le même effet, les altérations des cellules hépatiques par atrophie aiguë, cirrhose, empoisonnement par l'arsenic, le phosphore.

Un excès alimentaire de féculents ou de sucre aboutira au résultat que le foie ne pouvant les retenir totalement, une partie se déversera directement dans le sang ! (hypohépatie du professeur Gilbert).

L'apport augmenté des générateurs de glycogène excitant la nutrition de la cellule hépatique, c'est-à-dire son assimilation et sa désassimilation, favorisera l'hyperglycémie (hyperhépatie, Gilbert). Puis, toute cause qui ralentit les mutations nutritives, c'est-à-dire le défaut d'assimilation ! En second lieu, le défaut de combustion par déséquilibre trophique du système nerveux, insuffisance cardiaque, sténose vasculaire, déperditions sanguines, gêne respiratoire, défaut d'alcalinisation du sang.

En quoi l'établissement du diabète s'accommode-t-il ou ne s'accommode-t-il pas des données physiologiques simples que nous venons de présenter ? Et d'abord, notons la différence entre la maladie acquise, en quelque sorte expérimentale, la glycosurie et le diabète. Nous venons de voir la glycosurie se produire, se maintenir, par tout obstacle qui entrave la formation du sucre dans le foie et par le même

motif empêche la transformation du sucre naturel en glycogène, par toute gêne à la combustion du sucre, à sa destruction dans les tissus, après sa fixation. Encore est-il que cet
obstacle ou lésion n'agit pas d'une façon fatale, proportion-
nelle, mais bien au gré de la disposition organique et,
que l'obstacle disparu, tout rentre dans l'ordre dans la
fonction glycogénique !

Il n'en est pas de même dans la formation du diabète.
Celui-ci s'établit de lui-même, d'emblée, sans provocation,
sur une disposition fixe, empruntée au défaut ou à une
qualité physiologique en moins de la fonction nutritive dans
l'acte de formation et de transformation glycogénique.

Le sucre est en quantité, il déborde dans les urines. Serait-
ce une exagération de la fonction par l'organe producteur et
régulateur, le foie ? Mais cette exagération fonctionnelle va
provoquer dans le foie ce qu'elle provoque dans tout organe,
une augmentation de volume, prélude d'autres lésions
consécutives et successives ! Or, y a-t-il une lésion anatomique du foie dans le diabète ? En d'autres termes, le diabète
a-t-il un substructum anatomique ?

Le foie peut bien, de temps à autre et irrégulièrement, se
montrer tuméfié, congestionné, dans des cas de diabète !
Mais dans quelle proportion minime ! N'est-il pas à rappeler
que sur 122 cas de diabète, Durand-Fardel n'a constaté que
4 cas de diabète avec congestion, engorgement du foie, engorgement qui disparut avec le diabète sur l'influence du traitement de Vichy (1). La lésion s'arrêterait-elle à un mouve-
ment congestif absent pour les cinq sixièmes des cas ?
L'hépatite, la cirrhose hypertrophique, pigmentaire, péri-
portale, bi-veineuse, peuvent bien s'accompagner de glycosurie, encore que ce ne soit pas la règle, mais ce sont là
lésions de coïncidence, non adaptées au diabète, n'exprimant
que la diminution du champ glycogénique et rien de la disposition, de l'origine, de l'évolution du diabète ; de même,
de l'atrophie totale ou partielle du pancréas par sclérose
conjonctive ou vasculaire simple ou sur oblitération calcu-

---

(1) Ann. Hyd. T. VIII, p. 397, 1861-62.

leuse des conduits excréteurs, de son atrophie graisseuse.....
Les lésions du pancréas peuvent exister sans diabète et
nombre de diabétique meurent sans que le pancréas présente
rien d'anormal (1).

N'ont d'influence sur la genèse glycosique que les lésions
nerveuses du mésocéphale, foyers d'hémorrhagie, de ramol-
lissement, sclérose primitivement bulbaire des cordons
postérieurs, etc. Ces lésions peuvent compliquer le diabète
dans un rapport de coïncidence, — un rapport même plus
prochain, si l'on veut, mais jamais intime (2).

Au demeurant, nous aboutissons à la conclusion de F.
Dreyfous (3) : « Dans l'état actuel de la science, aucune des
lésions du foie, du pancréas, du système nerveux, etc., ren-
contrées à l'autopsie des diabétiques, ne peut être considérée
comme lésion de diabète. Ces altérations, au contraire, sont
consécutives au fonctionnement anormal de ces différents
organes par le fait de la maladie primitive ».

Si le *substratum anatomique* du diabète, tout de circonstance, c'est-à-dire de contingence, n'a rien de réel, il n'en
peut être de même du *substratum physiologique* qui est
l'opposé et *nécessairement* est toujours présent, c'est-à-dire
fixe et uniforme : c'est la lésion fonctionnelle que nous
avons déjà entrevue et qui repose sur le pouvoir d'assimilation diminué du sucre par les tissus, isolément d'abord,
auquel se joint plus tard un complément de lésion fonctionnelle, c'est-à-dire une désassimilation glycogénique des
tissus graisseux et albuminoïdes, puisque c'est à leurs dépens
que se forme le sucre (4).

---

(1) F. Dreyfous. Th. agrég., 1883, p. 43.

(2) Le mal de Bright, avec ses altérations ordinaires, se surajoute au
diabète... Il est cependant des lésions qui lui sont un peu plus spéciales !
Après l'hypertrophie fonctionnelle, suite de polyurie (augmentation de
volume et amincissement des cellules des tubes contournés), on trouve
la *nécrose de coagulation,* qui laisse les noyaux cellulaires insensibles aux
réactifs colorants, la dégénérescence hyaline qui les laisse normalement
sensibles.

(3) Loc. cit. p. 47.

(4) On ne peut éliminer plus de sucre que la quantité normalement
formée : c'est là un maximum infranchissable. Cette quantité, d'après les
expériences de Bock, Hoffman et Schopfer, peut être approximativement
fixée à 200 gr. Il résulte de là que dans le cas où la perte quotidienne

La consommation du glucose en 24 heures est, en moyenne pour un adulte, de 5 à 6 gr. par kil., soit 325 à 390 gr. pour un homme de 65 kil., avec variations individuelles nombreuses, bien entendu.

Le pouvoir d'assimilation, chez le même, oscillera entre 50 et 350 gr. Dans le diabète, ce pouvoir toujours diminué et toujours mesurable va jusqu'à la suppression et le glucose en nature s'élimine alors par les urines. Ce n'est plus un ralentissement de la nutrition, c'est une *impuissance*, une faiblesse, une *asthénie* de la fonction dans ses deux actes, assimilation d'abord, désassimilation ensuite, en rapport de caractères avec tous les phénomènes d'asthénie constitutionnelle soulevés dans l'évolution du diabète.

L'arthritisme juxtaposé fera ici ce qu'il fait ailleurs, dans la phtisie, par exemple, atténuera l'évolution de la maladie, lui imprimera des arrêts, laissera de ses symptômes dans toute fonction qu'il maintiendra, mais de fait, la nature du diabète ne sera pas changée. « Le diabète, écrit F. Dreyfous dans sa thèse (1), évolue différemment suivant la façon dont réagissent les diabétiques. Il en est de lui, comme de la tuberculose, qui a des aspects variables suivant le terrain sur lequel elle se développe. Ici, c'est la phtisie fibreuse, la phtisie arthritique, là la phtisie scrofuleuse ! De même le diabète, suivant le terrain, sera goutteux, nerveux, etc., si le sujet est goutteux ou nerveux. Les variétés tiendraient donc au terrain, non à la nature de la maladie qui resterait unique au milieu de ses variétés ». N'y a-t-il pas là plus de

---

dépasse ce chiffre de 200 gr., il y a lieu d'attribuer la maladie à l'hypergénèse et non pas seulement au défaut de destruction.

Dans les deux conditions, excès de formation ou insuffisance de destruction, le désordre nutritif, borné d'abord à l'évolution du sucre, est compliqué plus ou moins rapidement d'une consommation excessive de matériaux azotés de l'organisme, véritable désassimilation dss tissus albuminoïdes. Partielle d'abord, l'aberration de nutrition est alors totale

Il importe de savoir aussi que dans le diabète confirmé, les deux éléments pathogéniques, hypergénèse et défaut de destruction, peuvent être simultanément en jeu. Path. int. Jacond. T. II, 7ᵉ Edition.

(1) Loc. cit., p. 45, 48.

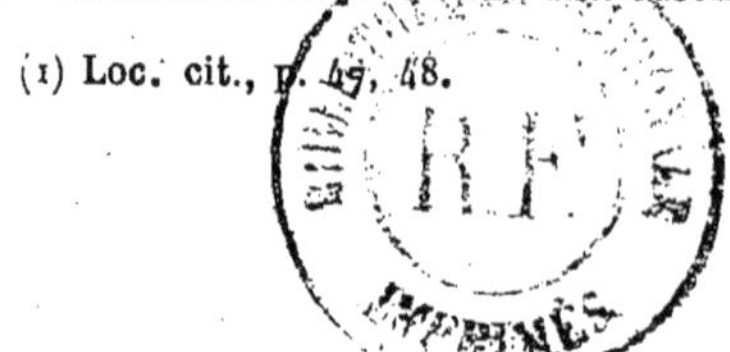

vérité dans les mots que dans l'idée, à en juger par la conclusion de l'auteur ? « Le diabète gras, en liens de parenté
avec la goutte, serait une maladie de la nutrition... Le diabète maigre, non héréditaire, sans relation avec la goutte, la
gravelle, serait une maladie de la digestion ». La nature du
diabète, restant une, à quel élément peut-elle être empruntée, si ce n'est au terrain, et comme le terrain est double et
qu'il importe de lui donner un nom, il s'agit encore du terrain arthritique ou du terrain lymphatique dont il relève ?
Or, le caractère d'asthénie de l'acte nutritif que le diabète
représente, le même caractère dominant que reflètent les
autres fonctions et leurs complications dans son évolution
font le terrain lymphatique générateur du diabète et son
substratum. Le diabète plutôt grave lui correspond comme
le diabète léger au métissage arthritique ; au premier, en
effet, appartiennent les troubles nutritifs parallèles et simi-
laires de nature — comme le montrera au surplus l'action
thérapeutique — azoturie, phosphaturie, chlorurie, albuminurie...

On sait les discussions soulevées autour du double *postu-
lat*, diabète, maladie par ralentissement de la consommation
du sucre ! diabète, maladie par accélération de la nutrition !
S'il est incontestable que tous les actes chimiques sont accrus
dans le diabète dérivé et issu du terrain lymphatique, il
est néanmoins incontestable que le métissage arthritique
modifie dans le sens normal et même dans le sens opposé
les mêmes actes, ainsi qu'il appert d'une rigoureuse observation. D'autre part, le défaut de consommation du sucre
est tout aussi évident que l'hypergénèse glycosurique, ces
deux troubles nutritifs pouvant marcher parallèlement !

Pour bien marquer que le trouble nutritif, défaut de consommation du sucre, est la caractéristique du diabète, le
prof. Bouchard et ses élèves recourent volontiers au raisonnement par l'*impossible* et l'*invraisemblable* qui paraît ici une
des formes du raisonnement appliqué ailleurs par l'*absurde*.

Partant du fait que le poids du sucre consommé égale le
poids du sucre ingéré, plus le poids du sucre formé aux

dépens de l'albumine élaborée (1), le problème est ainsi *mathématiquement* solutionné.

Adoptant le chiffre de 0.20 c. de consommation. de sucre par kilog. de sang, un homme de 65 kil., à 5 kil. de sang, consommera pour 1.850 révolutions, 370 gr. de sucre élaboré.

Soit maintenant un jeune homme de 17 ans et de 50 kil. 7. — Il consomme par kilog. corporel 7. gr. 70 de sucre par 24 heures et par 50 kil. 7, 365 gr. Pendant cinq jours, il ne prend comme aliments hydro-carbonés que 600 gr. de sucre par 24 heures sur un régime fait de poissons, viande, graisse. La moyenne de l'azote urinaire total est par jour de 18 gr. 17, correspondant à 122 gr. 28 d'albumine ; comme 1 gr. d'azote correspond à 6 gr. 76 d'albumine élaborée, avec 600 gr. de sucre ingéré, cela fera 722 gr. 28.

L'élaboration du sucre a été de 14 gr. 45 par kil. corporel, mais le foie a augmenté de volume de deux travers de doigts, il a conservé à l'état de glycogène l'hydrate de carbone qui n'a pas été brûlé.

Soit maintenant un homme de 40 ans, de 51 k. 8, qui a le même régime. La consommation minima est de 5 gr. 5 par kil., la consommation maxima de 9 gr. 10, soit 470 gr. en 24 heures, correspondant à l'activité des tissus. — La glycosurie apparaît.

La glycosurie diabétique ne dépend donc pas de l'excès de sucre produit, mais de la quantité que l'organisme est capable de consommer en sus de ce qu'il consomme normalement.

Le sucre éliminé en 24 heures a pu atteindre 1.500 gr. Ajoutons-y les 722 gr. que le jeune homme de 17 ans a été capable de consommer ou les 470 gr. de l'homme de 40 ans, nous aurions plus de 2.000 gr. de sucre consommé et éliminé et par conséquent formé ou introduit. Que l'on supprime le

---

(1) On connaît le poids de l'albumine élaborée, presque tout l'azote de cette albumine s'échappant par le rein. Le poids de cette albumine élaborée se déduira du poids de l'azote urinaire total. — 95 o/o de l'azote de l'albumine élaborée se retrouvent dans l'urine 5 o/o restent dans l'intestin avec l'azote alimentaire non absorbé — Un gramme d'azote urinaire correspond à 6 gr. 73 d'albumine détruite.

sucre alimentaire et tout hydrate de carbone, le sucre du diabétique peut néanmoins se retrouver dans l'urine au taux de 100 à 200 gr. Prenons 500 gr. pour l'activité normale des tissus pour le sucre ! Avec les 100 gr. de sucre éliminé, cela fait 600 gr. Et pas une molécule de sucre n'est arrivée de l'intérieur. D'où viennent ces 600 gr. de sucre ? De la graisse ou de l'albumine : de la graisse, il en faudrait 6 kil. par jour prise à l'extérieur, absorption qui n'est guère possible. Ces 600 gr. auraient-ils pour origine l'albumine élaborée ? Cela supposerait une destruction de 1.075 gr. d'albumine par jour et une ingestion de plus de 5 kil. de viande ou une destruction de la même quantité de tissus azotés. Polyphagie ou autophagie *invraisemblables !* Les 1.075 gr. d'albumine élaborée devraient livrer aux urines 160 gr. d'azote. Pareil chiffre d'azote n'a jamais été atteint ! Le chiffre le plus élevé de l'urée chez les diabétiques a été de 163 gr. en 24 heures, correspondant à 85 gr. d'azote total. Pour expliquer ce diabète par l'exagération de la production de sucre, il faudrait une autophagie, une polyphagie et une azoturie comme on n'en a jamais vues (1).

Thérapeutique du Diabète

Avant d'aborder la thérapeutique qui convient au diabète dans ses divers éléments, il importe d'en mesurer en quelque sorte l'essentialité par l'établissement du régime alimentaire. L'excès d'un aliment permis, plus simplement son défaut de mesure, peut d'une part provoquer une augmentation des symptômes qu'on a à combattre ; d'autre part, du même excès peut naître une complication grave, telle le *coma diabétique*, surtout provoqué par un *régime carné* dépassant la quotité nécessaire.

Le régime alimentaire sera donc établi : 1° quantitativemement ; 2° qualitativement, en ce sens qu'il ait à fournir à l'organisme 25 à 30 calories par kilogramme corporel.

Le bilan nutritif bien posé, le médecin doit se rendre compte si le malade ingère une quantité d'aliments supé-

---

(1) **Traité de médecine**, Bouchard, Brissaud, T. 1. Diabète, Legendre

rieure ou non à la ration nécessaire. Au surplus, la pesée du patient comparée à sa taille, permettra de voir s'il est au-dessus ou au-dessous du poids normal.

Il y aura toujours à avoir présent à l'esprit : 1° que la consommation moyenne de glucose par 24 heures pour un homme de poids normal est de 5 à 6 gr. par kil. corporel ; 2° que le pouvoir d'assimilation oscille entre 5o et 35o gr., dans les mêmes conditions. Il importe de mesurer ce dernier pour régler la teneur du régime en hydro-carbonés.

Soit un homme de 5o ans et de 70 kil. — Il rend 6o gr. de sucre dans ses urines : 19 gr. d'azote correspondant à 127,87 d'albumine détruite. — Hydro-carbonés de la ration libre, 23o gr. — Utilisation des hydrates de carbone, 15o gr.

Que la ration alimentaire oscille entre 1.75o calories (70 × 25) et 2.100 (70 × 3o) dans un régime fixe. — Il sera facile de l'établir en consultant les tables de régime sur la teneur des aliments en albumine, hydrates de carbone, graisses, et sachant que 1 gr. d'albumine donne 4,8o de calories, 1 gr. d'hydrates de carbone, 4,22 c., 1 gr. de graisse, 9,8o c.

Restreindre la formation du sucre, en même temps que favoriser son élimination, sera le second point. Dès lors, il y aura à augmenter la polyurie, puis arriver à la destruction du sucre en excitant la combustion respiratoire par un exercice gradué, quoique sans fatigue, dont le résultat sera l'augmentation de l'acide carbonique par l'oxydation des matières ternaires.

Non moins nécessaire sera-t-il de prévenir les complications d'azoturie, de phosphaturie, d'albuminurie, par tous les moyens dont le premier est de maintenir les conditions physiques et chimiques des tissus en parant à leur déshydratation par les boissons et les sels qui peuvent retenir l'eau de diffusion : d'où équilibration du milieu minéral par ''ntroduction des légumes verts donnant entrée aux sels de ,otasse, de chaux, de fer, aux phosphates.

Régime alimentaire, moyens hygiéniques adaptés, sont à l'unisson. Ils influencent en bien le diabète, quoiqu'insuffisants. Le recours se présente du côté de la médication artificielle et du médicament qui lui échoit, sur la lésion de nutrition correspondante. Nous empruntons les détails de cette étude au consciencieux travail du prof' Robin sur la physiologie pathologique du diabète (1). Etablissons-en l'examen comparatif.

Voici les matériaux azotés. — Le coefficient d'oxydation des matériaux azotés, c'est-à-dire le rapport entre l'azote total de l'urine et l'azote de l'urée — celui-ci représentant le maximum d'oxydation de ces matériaux — oscille entre 80 et 85 à l'état normal. En d'autres termes, 80 à 85 °/. de l'azote désassimilé subissent dans l'organisme une oxydation aussi complète que possible.

Or, sur 10 diabétiques dosés à ce point de vue — le minimum observé étant 79,2 °/., le maximum 96,3 °/., — chez sept diabétiques, le coefficient d'oxydation est augmenté ; chez 2, il est diminué ; chez 3, il est variable.

Ces résultats correspondent à ce que nous observons dans toutes les fonctions où phénomalité en moins et phénomalité en plus se partagent les cas, avec prééminence de la première sur la seconde. Or, c'est cette prééminence qui accuse la nature de la complication et partant de la maladie primitive.

Les éliminations d'azote total sont donc plus élevées chez la majorité des diabétiques qui consomment, d'une part, plus de matériaux azotés ; et, d'autre part, brûlent plus aussi ces matériaux de désassimilation, aboutissant à l'urée (2).

Poursuivons. — Les matériaux inorganiques !

1° Composés sulfurés. — Le coefficient d'oxydation des matériaux sulfurés (3) varie à l'état normal de 80 à 90 °/..

Sur 10 diabétiques, quatre ont dépassé 97 °/. ; six se sont maintenus entre 92,2 °/. et 97 (moyenne 96,4 °/.). — L'acide sulfurique conjugué variant, à l'état normal, de 0,100 m.m.

---

(1) Gaz méd. de Paris, 1889.

(2) L'observation est la même dans la phtisie.

(3) Le soufre se rencontre dans l'urine, sous les trois états suivants : soufre des sulfates, complètement oxydé ; 2° soufre de l'acide sulfuré conjugué au phénol, à l'indol, au scatol, etc , soufre encore complètement oxydé ; 3° soufre des composés incomplètement oxydés, taurine, cystine, sulfurés sulfocyanurés.

à o.15o m.m., on l'a vu varier chez 5 diabétiques, de o.142 à o.673 m.m. (moyenne o.365 m.m.).

IIº Les phosphates. — Le coefficient d'oxydation du phosphore (rapport du phosphore incomplètement oxydé au phosphore total) étant 98 °/₀ à 97,4 °/₀, 1° une première classe de diabétiques présente des oxydations phosphorées légèrement supérieures à la normale, 98,52 °/₀ ; 2° dans une seconde classe, le phosphore s'oxyde normalement, à la façon des bien portants, 97,69 °/₀ ; 3° une troisième classe, comprenant les cachectiques, les diabétiques graves, donne des oxydations phosphorées inférieures à la normale, 96,94 °/₀.

Pour les anciens observateurs, l'excrétion de l'acide carbonique était moindre chez le diabétique que chez l'homme sain (Pettenkofer, Voit). Mais Quinquaud, dans une analyse comparative, après avoir trouvé que quatre individus sains rendent par kil. et par heure, 27, 33, 34, 37 cent. d'acide carbonique, observe que quatre diabétiques se rapprochant de leurs conditions, éliminent par kil. et par heure, 27, 33, 4o et 59 c. d'acide carbonique (moyenne o.402).

Et, pour l'ensemble, la désassimilation serait exagérée dans sa totalité, c'est-à-dire que le diabétique excréterait par kil. de son poids plus de matériaux solides qu'un homme sain !

Sur ces troubles de nutrition, la thérapeutique agirait avec les modalités suivantes :

1° L'antipyrine ferait baisser les matériaux solides de l'urine, les matériaux organiques s'entend ; les sels ne diminueraient que d'une façon insignifiante.

Sous son action, il y aurait diminution du coefficient d'oxydation azotée ; en d'autres termes, l'azote incomplètement oxydé augmente. — Les oxydations des composés sulfurés et phosphatés diminuent. — Et la *glycosurie s'atténue vite également.*

2° L'arsenic réduirait les oxydations générales et les mutations azotées et phosphorées, mais n'influencerait pas les oxydations des principes non azotés ! Il diminuerait les matériaux solides de l'urine et de l'urée. — Le coefficient des oxydations azotées baisserait de 3 à 4 °/₀. — Dans ces conditions, la glycosurie se ralentirait. Influence en retour d'effets réciproques sur la causalité première !

3° Le sulfate de quinine diminuerait l'absorption de l'oxygène et, de ce fait, l'excrétion de l'acide carbonique.

4° Le bromure de potassium abaisserait faiblement les oxydations azotées ; il modèrerait la formation des phosphates terreux, mais affaiblirait en même temps la fonction nerveuse.

5° L'opium diminuerait le coefficient d'oxydation azotée.

6° L'opium et la belladone associés affaibliraient les oxydations azotées, diminueraient les urines et, secondairement, atténueraient la glycosurie.

Quant aux médicaments qui, comme la thalline (1), accélèrent la nutrition, ils augmentent le coefficient d'oxydation azotée et phosphatée.

Reprenons ces actions thérapeutiques et pénétrons-en, si possible, la modalité, car nous allons avoir à les comparer avec l'action médicatrice particulière et générale des Eaux minéro-thermales.

L'antipyrine diminue les oxydations azotées, sulfatées, phosphatées, toutes oxydations de faiblesse ou de lymphatisme. C'est donc une qualité en moins redressée, mais elle ne peut être redressée que par l'arthritisme causal qui la double, seul dépositaire du *stimulus* qui permet et fait l'action tonique sur une fonction nutritive à laquelle manque précisément de ce stimulus et voilà comment, ici, comme dans toute fonction, l'arthritisme fait bénéficier le lymphatisme d'une action curative dont il est incapable par lui-même puisqu'il représente l'asthénie ou faiblesse. Pour le même motif et par le même effet, la glycosurie, qui est de même nature, s'atténue également.

Agirait de même et avec la même interprétation tout médicament, comme l'arsenic, le bromure de potassium, le sulfate de quinine, etc., qui régularisent la nutrition en

---

(1) Base composée, C^9H^6, H^4Az, OCH^3, dérivé de la quinoline, voisine de la méthacétine. — Les sels employés sont le tartrate et le sulfate.

abaissant les oxydations des composés, dans des modalités générales ou particulières dont il y a à voir les limites...

Que celles-ci soient dépassées, comme, par exemple, dans l'emploi du bromure de potassium, et le dynamisme nerveux sera atteint dans une action contro-stimulante et altérante acquise qui ne permettra plus la régularisation de la nutrition dans les éléments. Même résultat sur l'emploi du salicylate de soude, malgré qu'il fasse baisser le chiffre du sucre. Pareillement, l'opium, associé ou non à la belladone, diminuera les oxydations azotées par une action tonique secondaire, résultant de l'action sédative première, double action qui résulte de l'intervention de l'élément causal actif, c'est-à-dire du stimulus arthritique.

Quant aux médicaments *accélérateurs de la nutrition*, comme la *thalline*, ils ne le sont que par leur modalité contro-stimulante, agissant dans le sens du lymphatisme.

En 1886, un médecin des Hôpitaux, de notoriété reconnue, Martineau, porta à la Société d'Hydrologie le résultat thérapeutique obtenu par l'emploi de l'eau lithinée arsenicàle (1) : 67 patients sur 70 affectés de diabète auraient été délivrés de leur glycosurie par l'usage de la solution souveraine. C'étaient tous des *arthritiques avérés*. L'événement produisit un certain étonnement pour l'époque, qui ne connaissait pas encore les prouesses curatives de l'*hecline* et de l'*arséno-benzol*. Il nous valut de la part de notre distingué confrère Bouloumié, un article critique qui, aujourd'hui encore, garde toute sa valeur. Notre confrère jugea opportun de rappeler les traits d'union comme la séparation de la glycosurie d'avec le diabète ; la glycosurie, symptôme parfois transitoire, mais parfois durable, en rapport avec le sucre et les féculents ingérés, etc. ; le diabète, maladie chronique, dont la production de sucre, sans limites ou avec des limites du moins plus étendues que celles de la glycosurie, s'exécutant aux dépens de *tous les aliments et des tissus eux-*

---

(1) 0.20 c. de carbonate de lithine dissous dans un litre d'eau avec une cuillerée à soupe de la solution suivante : 0.20 c. d'arseniate de soude pour 500 gr. d'eau.

mêmes, difficilement curable d'ailleurs, puisque la guérison définitive du diabète est encore considérée comme une exception, etc. Et, passant en revue : 1° la glycosurie de digestion ; 2° la glycosurie par insuffisance respiratoire ; 3° la glycosurie par hypérhémie hépatique (hyperhépathie) ; 4° la glycosurie par insuffisance fonctionnelle du foie (hypohépathie) : 5° la glycosurie par lésion du 4° ventricule, traumatisme nerveux, etc., l'honorable praticien met en évidence les glycosuries attenant au diabète, qui peuvent recevoir d'une médication adaptée et du temps une modification curative, de façon à établir un parallèle entre les divers médicaments employés et la solution lithinée arsenicale.

Cette incursion dans le domaine des glycosuries comparées, nous ramène au diabète et à son traitement par les Eaux minéro-thermales. Les mêmes principes y dominent que dans la médication artificielle : ce sont toujours les qualités actives de l'arthritisme qui restent agents de curabilité, avec d'autant plus de réalité, qu'à l'opposé du médicament qui agit sur les effets, ici, la médication naturelle agit sur la causalité représentée dans ses effets. Aussi, l'action reconstituante demandée et prise aux diverses espèces d'Eaux minérales est-elle la seule dont bénéficie le diabète, étant donné que dérive d'elle toute action secondaire. Si les effets en sont plus *palliatifs* que *curatifs*, ils ont au moins cette tendance et leur impuissance relative tient seule à la nature, au *génie* de la maladie, comme auraient dit nos anciens.

De toutes les espèces d'Eaux minéro-thermales, ce sont les bicarbonatées sodiques de Vichy qui présentent ces effets palliatifs de plus longue durée (1). C'est le remontement fonctionnel général et, pour ce qui a trait à la fonction de nutrition, sa régularisation (2) ; l'oxydation du glucose et sa combustion, facilitée par les carbonates alcalins, rentre dans cette dernière. Aussi, Vichy, comme Vals, Carlsbad, conviennent-ils aux diabétiques forts, aux diabétiques arthriti-

---

(1) Ann. Soc. Hyd. T. I, page 37.

(2) Les Eaux de Vichy tendent à régulariser les troubles survenus dans l'assimilation des principes nutritifs, protoxynes ou respiratoires.... *Loc. cit.* L. 8, p. 408.

ques et, pour donner une limite fonctionnelle, aux azoturiques commençants. Il faut donc un certain *dynamisme*, un *certain stimulus* pour conquérir l'ensemble des effets *curateurs*. On voit alors, après un traitement de 15 à 30 jours, le *sucre disparaître*, ne laissant que de *légères traces*, et, en même temps, suivre diminution ou disparition des urines abondantes, de l'affaiblissement musculaire, de la sécheresse de la peau, de la langue.

Vous saisissez les diverses conditions d'affaiblissement fonctionnel, de troubles nutritifs : azoturie, phosphaturie, amaigrissement, des complications de goutte, de gravelle, de diabétides cutanées, d'affections pulmonaires, etc., qui font passer les diabétiques des carbonatées fortes aux carbonatées faibles, aux chlorurées sodiques de Bourbonne, aux chlorurées arsenicales de la Bourboule, du Mont-Dore, aux carbonées de Royat, aux sulfatées calciques de Contrexeville, Vittel, Martigny, Capvern, Brides, aux sulfureuses de Cauterets, Luchon, Eaux-Bonnes. Nos confrères exerçant près de ces diverses sources nous diront les diverses modalités d'action reconstituante qu'on doit à l'action *spéciale* interne du composé minéral, à l'action *commune* des bains et des douches. Et pour donner une idée comparée de l'action de la médication externe ou interne, quand elle se montre isolée, nous rapportons le cas d'un diabétique de 59 ans avec complication de phtisie bacillaire et d'albuminurie, observé par nous à Cauterets. Cette dernière complication interdisant l'emploi de la boisson et du bain sulfureux, la douche thermale à transition mesurée amènera les modifications suivantes : abaissement du sucre de 24 gr. à 14 gr., de l'albumine de 0.50 c. à 0.45 ; passage du chlorure de sodium de 13 gr. à 8 gr., des phosphates de 3 gr. 74 à 2 gr. ; descente de l'urée de 43 gr. à 30 gr. — Le résultat de la médication externe fut, en résumé, le redressement d'une même lésion fonctionnelle *à base d'asthénie*, se rapportant à divers éléments azotés ou inorganiques.

Nous pouvons donc poser les conclusions suivantes :

1° Le jugement du diabète par la considération du symptôme fonctionnel, rapporté à sa cause constitutionnelle, le fait tributaire de *l'asthénie* ou du lymphatisme dans l'un et l'autre de ses actes, de nutrition, assimilation et désassimilation.

2° Le substratum physiologique *d'asthénie* est son substratum fixe, univoque, permanent et prééminent, établissant *sa nature*. Son second physiologisme d'arthritisme ou de *sthénie*, de *stimulus*, s'ajoutant à lui, fait ses variétés, non de nature, mais d'évolution, de curabilité, de diabète léger ou grave, en un mot. Le *substratum anatomique*, présent ou absent, reste superficiel, irrégulier, accidentel, c'est-à-dire de circonstance, sans fixité ni *évolution*.

3° La *médication artificielle* ou du médicament, s'adresse au symptôme, c'est-à-dire à l'effet. Elle n'atteint la cause qu'à travers cet effet.

La *médication naturelle*, c'est-à-dire par les eaux minéro-thermales, s'adressant plus directement à la cause par son action reconstituante, se trouve et se maintient le supplément de la médication diabétique.